# DIFFICULTÉS DU DIAGNOSTIC

## DE

# LA PNEUMONIE AU DÉBUT

## CHEZ L'ENFANT

PAR

## Le Docteur Th. LACLAUTRE

ANCIEN EXTERNE DES HOPITAUX DE PARIS

---

**PARIS**

G. STEINHEIL, ÉDITEUR

2, RUE CASIMIR-DELAVIGNE, 2

--

1897

# DIFFICULTÉS DU DIAGNOSTIC

## DE

# LA PNEUMONIE AU DÉBUT

## CHEZ L'ENFANT

# DIFFICULTÉS DU DIAGNOSTIC

## DE

# LA PNEUMONIE AU DÉBUT

## CHEZ L'ENFANT

PAR

## Le Docteur Th. LACLAUTRE

ANCIEN EXTERNE DES HOPITAUX DE PARIS

---

**PARIS**

G. STEINHEIL, ÉDITEUR

2, RUE CASIMIR-DELAVIGNE, 2

—

1897

# AVANT-PROPOS

Au cours de l'année que nous venons de passer à l'hôpital des Enfants-Malades, comme externe de M. le D^r Jules Simon, nous avons vu entrer dans nos salles beaucoup de pneumoniques. Nous avons pu ainsi, tout à loisir, étudier la pneumonie des enfants et constater quelles difficultés offrent parfois au diagnostic les débuts de cette maladie.

Celle-ci, quand elle se présente chez l'adulte avec tout son cortège de symptômes bien connus, se décèle ordinairement avec assez de facilité. Mais la tâche est loin d'être toujours aussi simple pour le praticien, qui a en face de lui un enfant ou un vieillard ; car, à ces deux époques extrêmes de l'existence, l'organisme réagit d'une façon différente sous l'influence de l'infection pneumococcique. Voilà pourquoi, en médecine infantile, il faut fréquemment déployer la plus grande sagacité, pour arriver à la découverte de la réalité.

Bien souvent, au lit du malade, M. Jules Simon nous l'a fait constater. Que de fois, il nous a dit, avec preuves à l'appui, que beaucoup de cas décrits sous le nom de fièvre, sans désignations scientifiques plus précises, sont des cas de pneumonie !

Il n'y a là rien de quoi surprendre, quand on réfléchit aux mille écueils à éviter dans la recherche des signes chez ces petits malades.

D'abord leurs cris et leur indocilité, « l'exagération chez eux du murmure respiratoire » empêchent bien souvent de tirer parti à certains moments de l'auscultation. Puis, la résonnance exagérée du thorax rend aussi, trop fréquemment, peu ou point appréciables les résultats de la percussion, qu'on ajoute à tout cela l'absence de crachats — les enfants les avalent — et le manque de renseignements précis, et l'on comprendra aisément qu'on peut méconnaître cette affection, que seule révèle parfois l'autopsie.

Déjà une thèse (1), parue à Genève en 1888, étudie les « *pneumonies rudimentaires* », autrement dit, « les pneumonies qui s'écartent du type ordinaire par l'étendue si faible de l'infiltration pulmonaire et le peu d'importance des signes physiques ».

Dans ce travail, l'auteur a en vue une forme seule de la pneumonie. Nous, nous avons essayé, dans notre thèse inaugurale, de signaler quelques détails qui nous ont frappé, et que nous avons recueillis chez la majorité de nos petits pneumoniques.

M. Jules Simon, qui nous a conseillé ce travail, voudra bien me permettre de le remercier de la bienveillance qu'il nous a sans cesse témoignée, et des sages enseignements qu'il nous a donnés.

Nous exprimons notre gratitude à tous nos maîtres des hôpitaux : M. le professeur Pinard, MM. les docteurs Reclus et Gouraud.

Nous remercions aussi nos maîtres de l'Ecole de Limoges, et tout particulièrement MM. les docteurs Chénieux et Raymond.

(1) URDARIANO. Thèse de Genève, 1888.

M. le professeur Landouzy voudra bien croire à notre profonde reconnaissance, pour l'honneur qu'il nous fait en acceptant la présidence de notre thèse.

## Plan.

CHAPITRE I. — Description succincte de la pneumonie franche aiguë chez l'enfant, avec détails plus complets sur certains symptômes.

CHAPITRE II. — Formes de la pneumonie.

CHAPITRE III. — Diagnostic différentiel.

Conclusions.

Observations.

# CHAPITRE PREMIER

Dans ce chapitre, nous présentons tout d'abord un résumé aussi bref que possible, du type ordinaire de la pneumonie ; puis, de là nous passons à certains symptômes, qui nous ont paru présenter quelques particularités intéressantes, et sur lesquels nous donnons de plus amples détails.

**Description.** — Subitement, au milieu d'une santé parfaite, un enfant de six, huit ans au plus, éprouve un violent frisson.

Le soir, il souffre d'un point de côté et de céphalalgie. Sa peau est brûlante, son visage vultueux. La température monte à 39°5 ou 40°. Son pouls bat à 120, 130, 150. Il a des vomissements alimentaires ou bilieux, de la diarrhée. Il mange peu ou point. Une toux quinteuse et sèche, mais encore peu accentuée, commence à le tourmenter. La nuit se passe sans sommeil. Le petit malade a un délire tranquille, une respiration courte et accélérée, avec battements des ailes du nez. Enfin rien ne manque.

Le lendemain, même symptomatologie, mais mieux accentuée encore. L'hyperthermie est excessive. Le thermomètre marque 40° ou 40°5, chiffre dont il ne va pas s'écarter durant 5 ou 6 jours. La soif est vive. La toux et l'anorexie ont progressé aussi. Quelques boutons d'herpès apparaissent sur les lèvres, le menton et les joues.

A ce moment, la percussion dénote une submatité dans la région hépatisée, submatité qui reste fixe, mais qui va jusqu'à la matité les jours suivants.

L'auscultation donne un amoindrissement du murmure vésiculaire, faisant place à une respiration rude et même soufflante avec quelques râles sous-crépitants. Fait-on compter ou parler l'enfant, on découvre de la bronchophonie.

Aucun changement appréciable les jours suivants, sinon quelques modifications dans les données stéthoscopiques, par suite de leur corrélation intime avec la phlegmasie, qui varie naturellement en s'acheminant vers sa fin, qui aura lieu le 6e, 7e ou 8e jour. A ce moment, arrive une brusque défervescence. La température, de 40°5, tombe à 37° ou 36°5 dans l'espace d'une demi-journée, souvent de quelques heures.

A ce moment, l'enfant éprouve un immense bien-être. Il urine abondamment, quelques gouttes de sueur perlent à la surface de son corps. Il est guéri. Cette défervescence va se maintenir et la convalescence va commencer.

L'enfant se remet vite ; bientôt il aura recouvré ses forces. Mais il faut toujours redouter les rechutes et les récidives, voire même les complications.

Malheureusement, la pneumonie primitive n'évolue pas toujours avec des caractères aussi nets : beaucoup de signes pulmonaires et fonctionnels pathognomoniques manquent, ou sont si atténués, qu'ils risquent de passer inaperçus ; ou bien encore, ils sont relégués au second plan et se dérobent sous une symptomatologie qui appartient à une affection extra-pulmonaire, n'ayant aucun rapport avec la pneumonie ; il peut arriver enfin, que les signes existants soient mal interprétés de la part de celui qui observe, car l'enfant ne répond pas ou répond mal aux questions.

**La toux**. — Tous les traités de pathologie infantile relatent la toux dans la pneumonie. Celle-ci annonce ou précède même quelquefois le début de la maladie : elle est « quinteuse, sèche et répétée ».

Fréquemment aussi pour ces auteurs, elle n'existerait pas. Or, les observations, que nous avons pu recueillir cette année, nous permettent d'avancer qu'elle fait rarement défaut, même dans la première enfance.

Seulement, cette toux est, chez certains sujets, si légère, qu'on a peine à croire à son existence : tantôt, par sa tonalité et par son timbre, on dirait une expiration un peu plus forte seulement qu'à l'état normal ; tantôt, c'est une sorte de souffle saccadé et plaintif : ces saccades, plusieurs fois reproduites, et séparées par un intervalle assez long, forment des sortes de quintes, qui n'ont rien de constant dans leur apparition et leur durée : on conçoit donc, qu'il est nécessaire d'observer bien et longtemps, pour ne pas les laisser échapper :

A l'hôpital, on comprend encore, que ces petits détails seront tôt ou tard reconnus ; mais, dans la clientèle de ville, malheureusement il n'en est pas toujours ainsi. Interrogez les parents, demandez-leur si l'enfant tousse, et, presque infailliblement, si la toux n'est pas très apparente, leur réponse sera négative : au médecin donc d'insister, d'imiter devant eux, s'il le peut, le type de toux que doit produire l'enfant : c'est la seule manière de savoir ce qu'il cherche.

**Point de côté**. — Ce phénomène existe aussi très souvent, même chez les enfants en bas âge : pour notre part, nous l'avons noté chez des garçons au-dessous de cinq ans, avec la différence cependant, que cette douleur ne ressemble pas toujours en apparence à celle de l'adulte.

Chez celui-ci, vive, angoissante, elle est sous-mamelonnaire et du côté atteint, avec irradiations possibles, il est vrai, vers l'épaule et le flanc ; mais le maximum est toujours sous le sein. Exceptionnellement, elle siège du côté opposé.

Chez nos petits malades, au contraire, cette douleur, tout en étant le plus souvent du même côté que la lésion, semblait siéger plus bas. En effet, quand nous leur demandions où ils souffraient, aussitôt ils portaient leurs petites mains sur le ventre, jamais sous le mamelon. Ce mouvement était exécuté ordinairement sans aucune hésitation.

De semblables révélations nous firent présumer, qu'une douleur siégeait bien au point indiqué par nos petits malades. C'est ce que nous confirma chaque fois l'expérience suivante.

Venait-on à exercer une pression même légère, dans la région de l'hypochondre, immédiatement au-dessous du rebord des fausses côtes, ou au niveau du flanc, aussitôt nos petits patients faisaient une grimace caractéristique ou poussaient un cri ; puis, si on insistait, ils se mettaient à pleurer, en essayant de se soustraire à la main qui appuyait. Bien entendu, il n'y avait point de gargouillement, ni rien qui pût faire songer à une fièvre typhoïde. En outre, nous avons constaté ce phénomène du côté gauche. Enfin, il est bon d'ajouter que cette souffrance était parfois croisée, c'est-à-dire siégeait au côté opposé à l'hépatisation.

Nous nous sommes demandé ensuite, si ce siège anormal était le véritable et unique foyer de la souffrance, ou, au contraire, un centre d'irradiation, un aboutissant d'une douleur partie de plus haut. A l'heure actuelle, nous croyons pouvoir nous arrêter à la dernière idée, malgré les renseignements fournis par nos malades.

Le point de côté, en effet, aussi bien chez l'enfant que chez l'adulte, naît sous le sein, où il a son maximum. De là, il s'irradie vers l'hypochondre ou le flanc. M. Jules Simon l'a souvent appelé devant nous, *point de côté abdominal*. Comme preuve de ce que nous avançons ici, nous avons les deux faits suivants :

1° Le premier argument nous est fourni par le rythme pulmonaire. Celui-ci, dans toutes les maladies pulmonaires fébriles, subit, comme on sait, une accélération, qui se produit, selon les cas, à des degrés divers ; mais il est régulier. Or, chez nos petits malades, nous avions une respiration haletante, courte, et les deux côtés de la poitrine ne se dilataient pas d'une façon identique. La moindre amplitude était du côté douloureux. En outre la respiration était surtout diaphragmatique. Le ventre se bombait, les dimensions transversales du thorax ne se modifiant que très peu et seulement dans la région inférieure. Quant à la partie supérieure de la cage thoracique, elle était presque immobile.

2° Si nous appuyons avec le doigt, sous le sein de l'enfant, celui-ci se mettait à gémir. Il y avait donc aussi, vraisemblablement une douleur en ce dernier point.

De tout ce qui précède, quelles conclusions peut-on tirer ?

1° L'enfant, comme l'adulte, souffre d'un point de côté sous le sein.

2° Ce point de côté a presque constamment des irradiations fort douloureuses dans le ventre.

3° L'enfant indique souvent, comme foyer unique de souffrance ce dernier point.

4° Celui-ci est fréquemment situé du côté opposé à l'hépatisation.

Maintenant, il serait intéressant de savoir pourquoi l'enfant localise son point de côté dans le ventre. C'est là ce que nous n'avons pu savoir. Nous nous sommes borné à le constater.

### Signes physiques.

**Rash pneumonique.** — Un symptôme déjà signalé par Rilliet et Barthez (1), par Cadet de Gassicourt (2), par Arnaud et Lop (3), et sur lequel s'abuse presque toujours un observateur non prévenu, est l'érythème, qui précède ou accompagne dans certains cas, très rares, la pneumonie. Jusqu'ici, il a paru peu d'observations, où il est noté.

« Cet exanthème est précoce, vite généralisé d'emblée ; si, le plus souvent, l'érythème pneumonique possède une teinte rose vif, uniforme, sans gravité, ni saillie, il est d'autres observations où l'aspect scarlatiniforme ne manquait pas (4) » ; mais, ce qu'on peut avancer aussi, comme

(1) *Traité des maladies des enfants*, t. I, p. 723, 1884.
(2) *Leçons cliniques*, t. I, p. 104, 1887.
(3) *Revue des maladies de l'enfance*, avril 1893, p. 145.
(4) *Revue des maladies de l'enfance*, avril 1893, p. 146.

l'a si bien montré M. Besnier, c'est que, dans ses caractères cliniques, il n'a rien qui puisse faire supposer son étiologie.

Cette année, nous avons eu l'occasion d'en observer un nouveau cas. Notre petit malade, comme l'indique l'observation (V), avait dès le premier jour toutes les allures d'un pneumonique. Une seule chose intriguait, c'était l'exanthème qui, en quelques heures, envahit tout le corps, et fut aussi fugace que rapide dans son apparition. Le malade, au reste, guérit fort bien. La pneumonie ne présenta pas chez lui de gravité exceptionnelle et n'eut aucune complication. Donc, cette éruption qui se montre parfois, et dont la production semble se faire d'après le même mécanisme que certains exanthèmes, qu'on trouve au cours de la syphilis, du choléra— Hutinel et Claisse (1) n'ont-ils pas en effet produit du purpura avec des cultures de pneumocoques, — n'a rien de dangereux.

**Percussion.** — Ce moyen d'investigation est de la plus haute valeur pour le diagnostic de toutes les affections pulmonaires, et en particulier de celle qui nous occupe ici.

Dans de nombreuses circonstances, même chez les enfants, il est supérieur à l'auscultation ; car, tandis que celle-ci reste muette, la percussion, exécutée avec le médius droit, frappant légèrement sur la deuxième phalange de l'index gauche, qui fait corps avec le point à percuter, dénote fréquemment, tantôt une simple résistance au doigt dans une zone très limitée, tantôt une faible diminution du son. D'autres fois, elle révélera une matité complète,

(1) *Archiv. de méd. expérim. et anat. pathol.*, 1891, p. 379.

mais il s'en faut qu'il en soit toujours ainsi ; car, combien de fois arrive-t-on à la fin de la pneumonie sans rencontrer plus que les deux signes ci-dessus indiqués. La percussion permet aussi souvent de suivre pas à pas les progrès et les variabilités du mal.

Un autre mode de percussion, qui n'a peut-être rien de scientifique, mais du moins rapide, et que nous avons vu maintes fois employé avec succès par M Jules Simon, c'est le *tapotement du thorax* à l'aide d'une seule main.

On est appelé auprès d'un enfant qu'on suppose atteint d'une affection des voies respiratoires. On percute le thorax à l'aide des quatre derniers doigts, accolés les uns aux autres, et auxquels on imprime des mouvements alternatifs de flexion et d'extension. La plupart du temps, on élimine ainsi du coup la pleurésie, et on se trouve à avoir à chercher seulement dans le groupe des autres affections pulmonaires.

**Auscultation.** — Rien n'est plus trompeur fréquemment que les données fournies par l'auscultation ; et, il serait téméraire de croire que, toujours, on peut avec l'oreille arriver à découvrir un point pneumonique commençant. Les enfants, au-dessous de cinq ans surtout, se remuent si souvent, ils toussent si rarement, quand le médecin les invite à le faire, ils respirent en outre si mal, — soit qu'ils ne savent pas, soit qu'ils ne veulent pas à cause de leur douleur abdominale, — que les signes, fournis par l'ouïe, sont par cela même, nuls, incomplets ou trompeurs. Puis ne sait-on pas aussi de quelle mobilité jouissent les signes stéthoscopiques ? Ceux-ci, absents le matin, se montrent quelques heures plus tard, si on vient à ausculter de nouveau. Le moment de leur perceptibilité est vite venu. En conséquence, faut-il revenir souvent et insister longtemps.

De la respiration bronchique ou rude, du souffle tubaire, des râles crépitants fins ou sous-crépitants, de la broncho-phonie, nous n'en dirons rien. Seule, la diminution de la respiration nous a paru offrir quelques particularités inté-ressantes :

1° Chez plusieurs enfants, à cause des raisons indiquées plus haut, nous avons noté une absence de la respiration, mais une absence incomplète. L'inspiration, en effet, était voilée et on entendait uniquement le premier temps de l'expiration, qui se traduisait par un souffle doux, bref, à terminaison brusque et à localisation très peu étendue. C'était « de l'apnée, une sorte de petit bruit de détente » (1).

Cette forme de respiration est particulière à la pneumo-nie du sommet et s'entend dans la fosse sus-épineuse, tout près de la colonne vertébrale. Seul, le gonflement aigu des ganglions bronchiques pourrait donner le change; mais encore y a-t-il une différence de siège et aussi de hauteur, celle-ci étant plus forte dans cette dernière affection.

2° Au lieu et place de la respiration euphonique, nous avons rencontré un murmure léger, comme un *froissement de papier brouillard*. Ce bruit n'était pas le murmure vé-siculaire ordinaire — ce que permettait d'apprécier par comparaison le poumon sain — car celui-ci était d'une to-nalité plus forte et ne ressemblait au premier que par son timbre.

Il est bon aussi d'être prévenu des grossières erreurs que peut faire commettre l'auscultation.

_______

(1) J. Simon, *Conférences cliniques de thérapeutique*, t. II, p. 261.

D'abord, il est possible d'entendre du côté sain un souffle qui prend naissance dans le poumon malade : et qui, vu la densité plus grande du tissu pulmonaire hépatisé, se transmet par l'intermédiaire de la colonne vertébrale. En pareille circonstance, on est tenté de croire à une affection bilatérale, quand celle-ci est simple.

Une seconde méprise — celle-ci plus grossière — est de localiser uniquement l'hépatisation au côté sain. Celui-ci, en effet, par compensation, respire plus fortement que d'habitude et fait entendre une respiration supplémentaire, le côté malade, par contre, ne donnant aucun bruit : ni râles, ni souffle. A plusieurs reprises, M. Jules Simon nous a fait constater ce phénomène et nous a averti de l'erreur possible.

### Symptômes généraux.

**Fièvre.** — Une ascension thermique brusque marque généralement le début de la pneumonie. Le premier soir de la maladie, la température atteint 39° à 40°, et se maintient à ce chiffre durant 5 ou 6 jours ; puis le sixième jour, un peu plus tôt ou plus tard, arrive la défervescence. Le thermomètre, de 40° ou 40°5, baisse à 37°.

Cette courbe thermique ne se termine pas constamment d'une façon aussi soudaine. Parfois, 24 ou 48 heures au plus avant le jour où doit finir la pneumonie, le thermomètre, de 40° ou 40°5 où il se trouve, tombe à 38°5 ou 38°, pour remonter, le soir même, à sa hauteur initiale. Cette anomalie dans la descente ne fait présager ni complications fâcheuses, ni récidives. Toutefois est-il bon d'en être averti, afin de ne pas considérer cet abaissement pour la vraie défervescence, qui aura lieu le lendemain ou le surlendemain. Bien mieux, on peut dire généralement qu'elle est d'un bon augure. C'est, selon une expression de M. Jules Simon, *une promesse de guérison.*

D'autres fois, cette courbe thermique, arrivée à sa fin, au lieu de descendre monte : c'est ce que G. Sée appelle une « perturbation critique » (1). Il n'y a pas lieu de s'en effrayer non plus.

Un troisième type de courbe thermique, mais celui-ci rare, est le suivant : le thermomètre marque encore au début une élévation brusque jusqu'à 40°5 ; puis arrivé là, il redescend d'une façon graduelle, en pente douce, pour atteindre 37° ou 36°5, le jour où s'éteindra le foyer pneumonique.

**Examen des urines.** — Fédérici (2), dans un article sur la pneumonie des enfants, prétend que, dans maintes circonstances, un médecin peut tirer un grand parti de l'analyse des urines.

Il s'est livré lui-même, dit-il, à de nombreuses recherches sur ce sujet. Presque toujours, il a trouvé chez les pneumoniques, tout au début, une diminution des chlorures et la présence de peptones. Il en conclut que, dans les cas douteux, quand aucun signe stéthoscopique n'est encore apparu, l'analyse des urines pourra souvent lever les doutes.

(1) G. Sée, *Maladies spécifiques du poumon,* 1885, p. 174.
(2) *Archives italiennes de la clin. médic.,* 1893, p. 428.

# CHAPITRE II

## Formes de la pneumonie.

Le jour où MM. Talamon et Frænkel découvrirent le pneumocoque, ils ouvrirent sur la pneumonie un horizon nouveau, en la classant du coup dans le groupe des maladies infectieuses, auxquelles on l'assimilait déjà depuis longtemps. En effet, à l'exemple de ces dernières..., cette maladie, primitivement locale, peut s'étendre à tout l'organisme. On a alors l'infection pneumonique.

Ce nouvel apport a permis d'expliquer l'intensité toujours si marquée des symptômes généraux. Il a donné aussi la faculté de comprendre les modalités si nombreuses de cette affection, en montrant que le pneumocoque choisit toujours chez un individu certains organes ou certains systèmes, — l'encéphale entre autres, — sur lesquels il sévit particulièrement. Puis la pathologie générale est venue montrer que, pour un même microbe, tous les animaux de la même race ne sont pas également atteints. C'est ce qui fait qu'aujourd'hui, suivant tel degré ou tel mode d'infection, suivant telle personne, on a une pneumonie à évolution différente.

A. **Forme ordinaire.** — Cette forme est celle dont nous avons déjà donné le résumé dans le chapitre précédent. Elle peut atteindre les différents territoires du poumon. Elle siège soit au sommet, soit à la base ou dans tout l'organe. Elle est simple ou double, formant ainsi autant de variétés différentes dont la plus fréquente et aussi la plus intéressante est la pneumonie du sommet.

Celle-ci, qui atteint surtout le sommet du poumon droit, offre parfois de réelles difficultés au diagnostic. Ici, les signes physiques se montrent souvent fort tard, rarement, disent les auteurs, avant le 3° jour et quelquefois seulement le 4ᵉ et le 5ᵉ. « Ce n'est qu'à ce moment que, malgré une exploration journalière minutieuse, on parvient à entendre quelques bouffées de râles fins ou du souffle à l'inspiration dans la fosse sus-épineuse ou dans la partie supérieure et externe de la fosse sous-épineuse ; ce jour-là, la percussion ne révèle en général aucune différence dans la sonorité des deux côtés de la poitrine ; le lendemain, au contraire, on constate souvent une matité très marquée sous la clavicule et dans la fosse sus-épineuse avec du bruit skodique et un peu de voussure de la région ; en même temps, on entend dans toute l'étendue du lobe supérieur un souffle intense (1). »

Il n'en est pas ainsi dans tous les cas. Beaucoup de nos pneumonies, ainsi qu'en font foi nos observations, appartenaient au sommet. Dans presque toutes, les signes physiques apparurent après 4 jours. En outre dans celles-ci et dans celles où ils se montrèrent aux environs du 3ᵉ jour, ils étaient si légers, qu'on aurait eu peine à croire à une maladie de ce genre sans les symptômes généraux.

Nos petits malades ne dilatant que très peu leur thorax, l'auscultation nous fit entendre, le 5ᵉ jour environ, soit

(1) D'Espine et Picot, *Manuel des maladies de l'enfance*, 1894, p. 787.

une disparition complète, soit une diminution du murmure vésiculaire ; on avait une « respiration euphonique » ou un bruit analogue au froissement du papier brouillard.

La percussion révélait principalement une submatité avec augmentation de résistance au doigt, qui se trouvait dans la fosse sus-épineuse, envahissant les jours suivants la fosse sus-claviculaire, quelquefois même la fosse sous-claviculaire.

Puis la défervescence, qui arriva presque fatalement le sixième jour, jointe aux commémoratifs du début de la maladie, ne nous laissa le plus souvent aucun doute. On avait bien affaire à une pneumonie.

Notre embarras fut plus grand, au début, chez le malade qui fit un érythème très accentué. Bien entendu, à première inspection, nous pensâmes avoir affaire à une scarlatine; mais ici encore, l'absence d'angine, — on peut avoir, il est vrai, une amygdalite à pneumocoques, — la soudaineté de l'éruption, l'absence de prodromes, enfin la fugacité de l'érythème nous firent écarter l'idée de scarlatine et croire à une pneumonie.

B. **Formes abortives.** — Cette forme n'est bien connue que depuis ces dernières années. C'est à D'Espine que revient le mérite de l'avoir le premier signalée et décrite. Avant lui, on la considérait comme une congestion pulmonaire ; ainsi une thèse, parue en 1876, l'assimile à cette dernière affection. Aujourd'hui, en France, en Allemagne et en Angleterre, on la rencontre assez fréquemment.

Ce type de pneumonie est surtout l'apanage des trois premières années de la vie. Elle peut débuter aussi bruyamment que la forme grave par l'hyperthermie et les convulsions, celles-ci, même, font rarement défaut, vu l'âge peu avancé du petit malade.

Le premier ou le deuxième jour, un souffle et même de la matité peuvent devenir perceptibles. Ceux-ci s'entendent ordinairement dans la fosse sus-épineuse ou à l'angle externe de l'épine de l'omoplate, car le plus souvent, c'est le sommet du poumon qui est atteint. Puis, brusquement le troisième jour, le deuxième, parfois même deux heures après le début, la fièvre tombe brusquement. Après la défervescence, la persistance de la submatité et l'hypothermie existent presque toujours et permettent ainsi souvent de faire le diagnostic rétrospectif. Notre malade (obs. III) eut tous ces signes.

On conçoit donc que bien des fois, on est embarrassé pour classer cette forme de maladie. Est-ce une congestion pulmonaire, une pneumonie franche ? Tous les symptômes indiquent une pneumonie ; seule la durée, qui d'ordinaire est de six à sept jours, éveille les doutes. Mais quelques autopsies sont venues confirmer qu'on avait bien affaire à une pneumonie. Escherich (de Graz) dit avoir lui-même observé fréquemment des pneumonies centrales et abortives. Dans beaucoup de cas, pour lui, l'examen du sang — une leucocytose accusée — peut rendre possible le diagnostic. Lui aussi a vu l'hypothermie à la fin de la maladie, et elle était le plus accusée dans les cas où la fièvre avait été très élevée et continue.

C. **Formes foudroyantes.** — Après le groupe des pneumonies à formes abortives, on peut placer celles à formes foudroyantes. Nous n'avons relevé que trois observations de ce genre.

L'une appartient à Kissel : « il s'agit d'un enfant âgé de 6 ans, amené à la clinique à 2 heures du matin pour une dyspnée violente. Il s'était couché bien portant, mais une heure après s'être endormi, il fut pris de vomissements, de convulsions généralisées et perdit connaissance ; à la clinique, les accès continuèrent sous forme d'accès presque subintrants.

Perte de connaissance complète, trismus, cyanose de la face, des extrémités et des muqueuses, température (prise plusieurs fois) 39°5, 40° et 41°3. Dyspnée.

Au bout de 12 heures, les accès de convulsions s'espacèrent, mais l'état du malade reste le même. A la percussion, matité complète aux deux bases ; l'auscultation ne donne rien de précis, à cause d'un bruit de sténose couvrant tous les autres bruits. Mort 34 heures après l'arrivée du malade.

A l'autopsie, hépatisation rouge avec traînées grisâtres des lobes inférieurs des deux poumons, hyperhémie veineuse de la pie-mère, hypertrophie aiguë de la rate. »

Nous trouvons un cas analogue cité par Eichhorst : il s'agit d'un enfant de 4 ans qui mourut de sa pneumonie en 36 heures. L'autopsie démontra qu'il s'agissait bien d'une hépatisation aiguë du poumon.

Enfin, Hénoch cite le cas d'un enfant de 4 ans qui fut emporté par sa pneumonie en l'espace de neuf heures.

Maintenant, par quel mécanisme est arrivée la mort dans ces trois cas ? Kissel avoue ne pas le connaître. L'hyperthermie, selon lui, ne saurait être incriminée ; bien souvent, il a vu des températures fort élevées, chez des enfants atteints de pneumonie et auxquels il n'administrait aucun antipyrétique.

En effet, il n'a enregistré qu'un seul décès sur 217 cas. Il ne pense pas non plus qu'il faille l'attribuer à la paralysie du cœur, car elle n'existait pas chez son malade. Il serait plus tenté de croire que cette mort est due à une paralysie des centres nerveux. Quelle serait la cause de la paralysie ? L'auteur ne le dit pas. Elle serait peut-être produite par l'agent qui amène l'hémiplégie ou la paralysie vaso-motrice, qu'on rencontre au début et au cours de la pneumonie et qui ont été étudiées, la première fois, par Lépine.

De nombreuses expériences ont montré que certains agents infectieux jouissaient de la propriété de produire, non seulement de l'érythème, mais aussi des lésions hémorrhagiques et des exsudations de la peau. M. Charrin (1), entre autres, est arrivé en 1892 à faire naître du purpura avec le bacille pyocyanique lui-même ou avec sa sécrétion. Il a vu aussi qu'elles étaient capables d'agir sur les vaso-moteurs, de les dilater ou de les resserrer suivant les doses, et de produire de cette façon l'hyperthermie ou l'hypothermie. Le pneumocoque aurait vraisemblablement les mêmes propriétés. Il produirait, tantôt de l'érythème ou du purpura (Hutinel et Claisse) (2), tantôt de l'hémiplégie ou de la paralysie vaso-motrice. Celle-ci vient-elle à se produire dans la région bulbaire : elle détermine, selon les cas, soit la dilatation pupillaire par action sur le centre d'innervation de la pupille, soit l'arrêt du cœur par son influence sur le noyau cardiaque.

A l'heure actuelle, il n'est cependant possible de rien af-

(1) *Société de biologie*, 14 mai 1892.
(2) *Archives de médecine expérimentale et d'anat. pathol.*, 1891, p. 379.

firmer, car les cas de pneumonie foudroyante sont trop peu nombreux, pour qu'on ait pu les étudier. Peut-être aussi, le nombre en est-il plus grand qu'on ne pense ; seulement, ils sont passés inaperçus.

D. **Formes rudimentaires**. — 1° A FIÈVRE PROLONGÉE. — Cette forme de pneumonie a été très bien étudiée par D'Espine. Elle se rencontrerait chez les enfants, au-dessous de deux ans seulement. Elle est caractérisée par une fièvre qui persiste d'une façon plus ou moins continue pendant douze, quinze et même vingt et quelques jours, sans autres signes pulmonaires qu'une toux rare, solitaire. Les signes physiques se trouvent principalement dans la fosse sus-épineuse où l'on trouve une zone mate ; la matité ne s'arrête pas là ; les jours suivants, elle gagne les fosses sus-claviculaire et sous-claviculaire suivant en cela les progrès du mal qui, d'après D'Espine, marche toujours d'arrière en avant ; c'est ce qui permet de la distinguer d'un engorgement des ganglions bronchiques.

Cette forme peut être confondue facilement avec la forme légère de la fièvre typhoïde.

2° A FORME SACCADÉE. — Cette forme peut prendre aussi le type saccadé. C'est Soltmann qui l'a signalée le premier. L'infiltration pulmonaire va d'un lobe à l'autre, imitant un peu la marche de la broncho-pneumonie.

Cinq jours après la chute de la température, une nouvelle ascension du thermomètre, allant jusqu'à 40°, se produit, cette ascension peut se produire jusqu'à 2 fois. On a alors une pneumonie intermittente ou pseudo-intermittente.

Les signes pulmonaires sont les mêmes que ceux de

la forme précédente. Les signes cliniques siègent aussi, d'après D'Espine, au même endroit ; c'est dans la fosse sus-épineuse qu'il faut les chercher. Pour Soltmann, au contraire, l'espace inter-scapulaire offre toujours une augmentation de résistance.

3° A FORME TYPHOÏDE. — Elle peut enfin exister avec des signes gastriques très prononcés. Violi (de Constantinople) prétend l'avoir constatée à plusieurs reprises. Tandis qu'à l'auscultation et à la percussion, on ne trouve aucun signe, on note des épistaxis, de la diarrhée, un abattement très prononcé, une langue saburrale, et des vomissements. Sans la courbe thermique, on pourrait croire à un commencement de fièvre typhoïde. Très souvent même, il faut attendre le 7ᵉ jour ; c'est la chute seule de la température qui permet alors de faire le diagnostic.

**Pneumonies à forme cérébrale.** — Toute affection fébrile intense chez un enfant produit toujours des convulsions ou des troubles pseudo-méningitiques d'autant plus accentués, que cet enfant est plus jeune, et que ses antécédents héréditaires l'y prédisposent davantage. Dans certaines familles, entachées de nervosisme, les enfants ont des convulsions pour des causes presque insignifiantes : indigestions, brûlures, vers intestinaux, maints petits faits sur lesquels un médecin, non averti, concentre parfois toute son attention, sans s'inquiéter s'il n'y a rien au delà. C'est ainsi que certaines pneumonies ont passé et peuvent encore passer inaperçues. Bien souvent, pour éviter l'erreur, il suffit d'y penser.

Les deux variétés qu'on trouve ordinairement, sont : la forme éclamptique et la forme méningée. Ces deux variétés sont d'autant plus intéressantes qu'elles coïncident avec la localisation du pneumocoque au sommet du poumon. Or, qu'on se souvienne que dans cette forme les signes stéthoscopiques sont presque constamment absents au début, parfois même pendant toute la durée de l'affection, et l'on comprend aisément l'embarras d'un médecin en face de telles éventualités.

PNEUMONIE ÉCLAMPTIQUE. — Dans la pneumonie éclamptique, les convulsions, qui ne sont, comme on l'a dit, qu'une exagération du phénomène du frisson, dominent ; elles sont localisées ou généralisées : localisées, elles occupent la face, les yeux, un membre ou la moitié du corps, elles sont grandes ou petites. Elles peuvent durer autant que la maladie ou disparaître en 2 ou 3 jours. Si elles se prolongent jusqu'à la fin, elles annoncent souvent une terminaison fatale. Viennent-elles par contre à cesser en quelques jours, elles ne sont qu'un épisode insignifiant.

PNEUMONIE MÉNINGITIQUE. — Cette forme, comme la précédente, est connue depuis longtemps. Toutefois, au commencement de nos observations, nous avons jugé à propos d'en publier un nouveau cas, que nous avons recueilli dans un journal allemand (1) et qui nous a paru un modèle achevé de type pneumonique où, tout au début, on voit entrer en scène les vomissements, la constipation, la céphalalgie et le délire, faisant place dans la suite à « un état de torpeur avec assoupissement qui peut aller jusqu'à une apparence demi-comateuse ». L'observation (I) montre qu'il fut impossible de porter un diagnostic certain pendant les six premiers jours. Comme le remarque l'auteur, l'élévation anormale de la température, le facies, le coma, la sensibilité à la douleur, le grincement des dents, le délire parfois, faisaient songer à une affection cérébrale, spécialement à une méningite. Le sixième jour enfin, les signes pulmonaires, accompagnés d'une baisse de la température, passèrent au premier plan, et vinrent immédiatement établir d'une façon indubitable le diagnostic qui n'avait été que supposé jusqu'alors.

Dans le chapitre suivant, nous montrerons avec quels caractères on peut, presque invariablement, éloigner l'idée de méningite.

**Pneumonie double**: — Le pneumocoque ne s'arrête pas toujours à un seul poumon. Il peut occuper les deux, soit simultanément, ce qui est assez rare, soit successivement. Ce qu'on rencontre le plus souvent, c'est l'invasion du second poumon, quand le cycle de la pneumonie touche à sa fin. Cette complication est marquée par une recrudescence des symptômes et surtout par une nouvelle ascension du thermomètre.

**Pneumonie secondaire**. — La pneumonie, bien que le plus fréquemment primitive, survient parfois à titre de complications à la suite de certaines maladies infectieuses, qui amènent des déchéances profondes de l'organisme.

Le nombre, toutefois, en est beaucoup plus restreint qu'on ne l'a écrit jusqu'ici. Ainsi, M. Marfan n'aurait jamais rencontré, chez des enfants au-dessus de cinq ans, de broncho-pneumonie ni de pneumonie, « pas plus au début que dans le cours ou à la fin de la fièvre typhoïde (1) ».

(1) *Traité des maladies de l'enfance*, t. I, p. 325.

Cependant, ajoute celui-ci, « la plupart des auteurs ont signalé la fréquence des complications bronchiques et pulmonaires dans la fièvre typhoïde des enfants ».

A la suite de la grippe, la pneumonie serait plus fréquente. « On rencontre aussi la pneumonie franche ou bâtarde, parfois étendue, quelquefois à réversion (Flesch) (1). »

Une maladie, qui se complique rarement de pneumonie franche, c'est la coqueluche. Comby, parlant de la pneumonie, s'exprime ainsi : « Cette dernière d'ailleurs n'est pas inconnue dans la coqueluche, et il faut lui faire une petite place. » A notre tour, nous avons cherché les quelques observations qui ont paru sur ce sujet. La dernière appartient à Boulloche (2). Celui-ci a vu, au cours d'une coqueluche chez une fillette, apparaître une pneumonie, qui évolua régulièrement. Le diagnostic ne laissait aucun doute, vu la netteté des signes pulmonaires. En outre, l'examen des crachats fit voir le pneumocoque. Cette complication risque parfois de passer inaperçue, étant donnés sa rareté et aussi, très souvent, le manque de crachats. L'hyperthermie très prononcée, qui manque rarement et que seule peut expliquer la pneumonie, sera le meilleur symptôme.

(1) *Traité des maladies de l'enfance*, t. I, p. 362.
(2) *Revue des maladies de l'enfance*, oct. 1893, p. 454.

# CHAPITRE III

## Diagnostic différentiel.

M. Jules Simon, dans ses conférences cliniques, nous a souvent répété :

Vous êtes appelé auprès d'un enfant qui souffre. Comme renseignements, vous savez seulement que ce petit garçon, bien portant la veille, s'est rendu encore le matin à l'école. Il n'a pu, comme d'habitude, jouer avec ses camarades. Il n'a rien mangé et le soir, à sa rentrée, il s'est plaint d'un violent mal de tête. Il a même eu, vous dit-on, quelques vomissements.

Votre premier devoir est de lui prendre la main afin de vous enquérir si sa peau est brûlante. Puis, vous le découvrez.

A ce moment, si vous constatez une respiration courte, haletante avec battement des ailes du nez, une dyspnée violente, vous avez déjà de grandes présomptions que votre petit malade est atteint d'une affection pulmonaire.

Vous vous demandez ensuite quelle est cette maladie des voies respiratoires ? Pour y arriver, vous pouvez tout d'abord user de ce moyen d'exploration rapide que j'emploie fréquemment devant vous. Vous tapotez le thorax avec les quatre derniers doigts, accolés les uns aux autres, légèrement et sans trop insister. Ce procédé, tout primitif qu'il peut vous paraître, éliminera presque du coup le diagnostic de pleurésie, s'il vous donne une sonorité dans tout le thorax.

Deux seules maladies vous restent donc à chercher : la broncho-pneumonie et la pneumonie franche.

La première, il vous sera le plus souvent très commode de vous en débarrasser. Vous savez d'abord que, 95 fois sur 100, elle est la complication d'une autre maladie : la coqueluche, la rougeole, la diphtérie. Elle offre aussi une toux invariable, qui précède d'habitude la pyrexie. Enfin, le thermomètre monte dans celle-ci d'une manière graduelle et non définitive.

Vous voilà donc arrivé tout naturellement à avoir en face de vous une seule maladie : la pneumonie. Il faut maintenant contrôler, par les moyens plus précis qui restent à votre disposition : 1° si c'est bien une pneumonie ; 2° dans quel territoire du poumon elle est localisée.

La pneumonie débute brusquement par des vomissements, un point de côté, une toux sèche et quinteuse, une fièvre de 40°5, du délire et de l'agitation nocturne. Cette brutale entrée en scène est tellement dans les allures de la pneumonie que le médecin y pense toujours, lorsqu'elle existe. Mais, ce mode de début est parfois plus réduit et offre seulement au médecin la fièvre et les vomissements. A vrai dire, beaucoup de maladies aiguës débutent ainsi : les fièvres éruptives (scarlatine, variole), la fièvre herpétique, la fièvre ganglionnaire et certaines angines. Comme, d'autre part, les signes pulmonaires caractéristiques d'une pneumonie franche apparaîtront souvent fort tard, le médecin doit s'adresser à d'autres symptômes pour trancher le différend.

**Fièvres éruptives.** — SCARLATINE. — « Quand les phénomènes généraux sont très développés et qu'il s'agit d'un début de ces scarlatines malignes, dans lesquelles le malade passe en quelques heures d'une santé parfaite aux désordres nerveux les plus graves, le diagnostic serait impossible sans la notion de contagion ou d'épidémie (1). » Il est donc de toute nécessité de rechercher si, dans le milieu où vit le petit malade, on n'a pas déjà vu éclater quelque scarlatine. Il faut aussi s'enquérir si l'enfant n'est pas porteur d'une angine, ce qui le plus souvent suffit. Parfois, il est vrai, peuvent arriver des angines pneumococciennes et faire croire ainsi à une scarlatine, quand il ne s'agit que d'une pneumonie ; mais cette chose ne se présente pas souvent, tandis qu'il est la règle de voir une angine comme prodrome d'une scarlatine.

ROUGEOLE. — La rougeole se distinguera le plus souvent avec assez de facilité, car même quand elle débute d'une façon bruyante, elle donne toujours de la toux, de la courbature, des éternuements, du larmoiement, une fièvre qui atteint rarement 40° et qui généralement est plus accentuée le soir que le matin.

**Fièvre éphémère.** — Le froid, la fatigue, le surmenage en un mot, quels qu'en soient l'origine et le prétexte, certaines émanations provenant d'égouts, de puisards, peuvent suffire à engendrer un état fébrile, le plus souvent mal défini, qui s'annonce avec éclat, par un frisson, suivi de chaleurs et de sueurs ; l'enfant accuse du mal de tête, une courbature

(1) *Traité des maladies de l'enfance*, t. I, p. 153.

générale, de l'anorexie; la peau est chaude, le thermomètre marque 39 ou 40° dans le rectum (1).

Ces états fébriles seront le plus souvent facilement reconnus, si on a soin de prendre régulièrement la température, qui a toujours une rémission matinale très accusée et qui redevient normale au bout de deux ou trois jours.

**Fièvre ganglionnaire.** — Celle-ci qui n'est comme on l'a dit « qu'un rameau de cet arbre touffu qui représente les infections d'origine pharyngée » s'annonce aussi généralement d'une façon brusque. L'enfant, jusque-là bien portant, est pris tout à coup de nausées, de vomissements, de fièvre qui monte à 39 ou 40°. Ce début pourrait parfois en imposer pour une pneumonie; mais ici, les rémissions matinales sont le plus souvent très accusées; cependant on ne peut, en maintes circonstances, poser un diagnostic ferme jusqu'à l'apparition du gonflement ganglionnaire, qui a lieu au bout de deux ou trois jours, rarement plus tard, et qui commence à l'angle gauche ou droit du maxillaire inférieur pour envahir ensuite deux ou trois ganglions seulement.

**Angines.** — Chez l'enfant, les angines débutent souvent par une fièvre de 39 ou 40°, par du malaise, de l'agitation, de l'anorexie, de la céphalalgie : aussi faut-il toujours examiner la gorge d'un enfant qui présente de semblables symptômes. On peut dire, avec M. Roger, « que chaque fois qu'un état congestif des centres nerveux, accompagné de fièvre, ne peut être expliqué par l'état local des grands appareils, ni par un poison morbide, c'est dans la gorge

_______

(1) *Traité des maladies de l'enfance*, t. I, p. 342.

qu'on en trouvera la cause indéniable ». Ici, au reste, la fièvre aura disparu au bout de 3 à 4 jours.

**Tuberculose à forme pneumonique.** — Il faut d'abord savoir que celle-ci est très rare chez l'enfant. « Son début est moins brusque que celui de la pneumonie franche ; il est habituellement traînant, insidieux, non accompagné de point de côté. A la période d'état, l'examen de la poitrine révèle les mêmes signes que dans la pneumonie franche. Il existe une matité dans l'un des poumons et l'auscultation fait entendre un souffle tubaire. La température est très élevée. Pendant six jours, les choses restent dans l'état ; au septième ou au huitième, la défervescence classique ne se produit pas ; comme elle ne manque jamais dans la pneumonie franche, chaque fois qu'elle fera défaut, on devra songer à la tuberculose. En même temps, on entend à l'auscultation des râles cavernuleux et bientôt d'autres signes se manifestent, qui donnent à la maladie un cachet particulier. La température présente de grandes oscillations irrégulières ; l'enfant est dans un état de faiblesse extrême ; il accuse de l'hyperesthésie quand on le touche ; il ne se nourrit pas ; il s'amaigrit. Du côté des poumons, les signes de tuberculose s'accentuent ; le ramollissement pulmonaire s'établit, et, après un temps plus ou moins long, l'enfant succombe d'épuisement (1). »

**Méningite.** — Nous avons déjà dit plus haut qu'une pneumonie où dominent les phénomènes cérébraux peut faire croire à une méningite, si on n'y prend garde. Mais l'erreur sera ordinairement assez facile à éviter, si on réflé-

---

(1) *Traité des maladies de l'enfance*, t. I, p. 801.

chit que la méningite est ordinairement précédée de prodromes. L'enfant est abattu et mélancolique. La température n'atteint jamais 40° à moins que ce ne soit à la période ultime. En outre, la respiration sera un puissant
auxiliaire. Au début de toute méningite, en effet, on note
une irrégularité du rythme respiratoire et de l'amplitude
du développement de la cage thoracique, symptômes auxs-
quels on peut ajouter deux signes non moins importants :
« l'irrégularité du type respiratoire et la dissociation des
mouvements thoraciques et diaphragmatiques, qui ont
perdu leur synergie habituelle (1). » Dès le début de la
méningite, cette *désharmonie* apparaît et peut servir à la
révéler, même dans les cas les plus frustes et les plus insidieux.

(1) *Loco citato.*

# CONCLUSIONS

I. — Chez les enfants, au-dessous de 5 ans surtout, il est impossible le plus souvent d'affirmer d'une façon positive une pneumonie qui commence.

II. — Tantôt la pneumonie se dissimule sous les aspects d'une autre maladie avec laquelle elle n'a, de par sa nature, son siège et sa gravité, aucune analogie ; tantôt les signes pulmonaires symptomatiques n'existent pas ou sont trop faibles pour être perçus.

III. — Les enfants, presque constamment, ont une manière de manifester leurs souffrances différente de celle de l'adulte.

IV. — Il faut toujours, à l'exemple de M. Roger, songer à une pneumonie en face d'une « maladie qui, au premier ou au second jour, donne lieu à un maximum de 40 degrés ».

# OBSERVATIONS

OBSERVATION I. — *Deutsche medicinische Wochen.*, février 1896.

Berthe F..., 4 ans et 3 mois, admise le 1er décembre 1895. D'après les données fournies par la mère, elle a toujours été bien portante jusque-là. Hier, elle tomba malade subitement. Elle a eu des vomissements, de la fièvre et mal à la tête. Pendant la nuit, la malade a eu continuellement du mâchonnement, du claquement des dents et a été très agitée.

*Etat actuel.* — La malade est une petite fille solidement bâtie. La peau est très chaude, le regard vague, le visage sans expression. La température du corps s'élève à 40°4. Le pouls bat à 124. Pas d'œdème, ni d'exanthème. Elle est très abattue. Les réflexes sont conservés. Les pupilles réagissent à la lumière. Le ventre est très ballonné et l'hyperesthésie cutanée très accentuée. Pas de raideur de la nuque bien nette. On ne constate aucune paralysie.

Pas le moindre phénomène à signaler du côté du cœur et des poumons.

3 *décembre.* — La température oscille entre 38 et 40°. La malade est fortement déprimée. Relâchement des sphincters.

4. — La température s'est élevée aujourd'hui à 41°. La malade a souvent grincé des dents pendant la nuit et a poussé des cris aigus ; elle produit l'impression d'une personne atteinte de méningite. L'examen des poumons donne de nouveau un résultat négatif.

5. — La dépression profonde se continue. Pas de raideur de la nuque. Hyperesthésie très marquée : la malade crie à chaque attouchement. Temp. 39°7. Le pouls bat à 140.

L'examen physique des poumons, dont le résultat était encore négatif dans la matinée, donne subitement à la visite de l'après-midi, une matité du côté droit descendant, en avant, jusqu'au bord inférieur de la 3e côte, en arrière, jusqu'à la 4e vertèbre dorsale. A l'auscultation, on entend dans toute cette région un fort souffle bronchique, mais pas le moindre râle.

6. — La défervescence a eu lieu, accompagnée de phénomènes critiques. A midi, la température est à 36°8. La malade est en pleine possession d'elle-même. Elle fait des réponses raisonnables. Les signes physiques pulmonaires sont les mêmes qu'hier.

10. — La malade est toujours sans fièvre. Elle se sent beaucoup mieux. La résonnance du sommet droit est encore affaiblie. On entend toujours le souffle bronchique, mais pas de râles.

14. — Le poumon est normal. Le mieux continue.

22. — La malade est guérie.

OBSERVATION II (personnelle).

Raoul H..., 29 mois, nourri au sein. Il entre salle Blache le 24 décembre 1895 pour une légère boiterie qui semble due à une luxation congénitale de la hanche.

L'enfant a eu trois frères morts de méningite. Le père est alcoolique, la mère bien portante.

*Le 6 janvier* 1896. — On constate une élévation rectale de 40°, qui attire l'attention. On examine longtemps le malade. Les poumons, le cœur, non plus que les autres appareils, ne révèlent rien.

7. — A l'inspection du malade, on constate une légère accélération des mouvements respiratoires avec un peu de dilatation des ailes du nez à l'inspiration.

Pas la moindre matité en avant et en arrière de la poitrine.

A l'auscultation, on trouve à droite une respiration moins franche sans signes caractéristiques ; ni râles d'aucune sorte, ni souffle. En l'absence de signes, on s'inquiète de symptômes qui sont tout à fait négatifs. Pas de toux, pas d'agitation, ni de plainte de la part du petit malade. Pouls bat à 110. T. R. le matin 39°8, le soir 40°. Urines normales.

8. — La respiration est moins profonde. Les deux côtés du thorax

ne se dilatent pas d'une façon identique. Le rythme respiratoire est régulier, mais nettement accéléré.

Pas de matité à la percussion, mais l'exploration semble douloureuse à droite, si on en juge par la grimace que fait l'enfant. Le palper de l'abdomen et une légère pression à droite, immédiatement sous le rebord des fausses côtes, provoquent les pleurs de l'enfant plusieurs fois de suite.

A l'auscultation, ni râle, ni souffle, mais diminution notable de l'amplitude respiratoire.

Le pouls bat à 108. T. R. le matin 39°, le soir 40°3. Urines normales.

9. — Respiration notablement gênée à droite. Submatité sus-épineuse descendant un peu dans la fosse sous-épineuse. Pas de souffle. Toux légère, brève et rare, semble douloureuse. Pouls bat à 115. T. R. est le matin 39°5, le soir 40°4. Urines normales.

10. — Mêmes signes. La matité est plus franche, plus localisée. Souffle léger dans l'aisselle, quelques râles crépitants fins à l'inspiration. Pas d'expectoration. Rien du côté du cœur. Pouls bat à 124. T. R. le matin 39°9, le soir 40°6. Toux plus fréquente. Malade abattu. Visage plus coloré que d'habitude. Urines moins abondantes.

11. — Même symptomatologie. Râles humides sous-crépitants. T. R. très abaissée le matin 37°5, le soir 39°. Etat général meilleur.

12. — On n'entend plus que quelques râles sous-crépitants. La matité a disparu. T. R. normale. Etat général bon.

13. — Le malade semble complètement guéri. Il ne conserve qu'une légère diminution de l'amplitude respiratoire à droite.

14. — Le malade va bien.


### OBSERVATION III (personnelle).

François D..., 10 ans.

L'enfant, en traitement aux teigneux (salle Archambault), tombe brusquement malade le dimanche, 22 mars. Dans la soirée, sa température monte à 40°8. Le mardi, 2, on le passe salle Blache.

*Le 25 mars.* — T. R. 40°. Pouls bat à 122. Le petit malade est très agité. Il a du délire. Son visage est fortement coloré, ses yeux sont brillants. Sa respiration est haletante et courte. Il respire surtout par son diaphragme et dilate très peu son thorax.

A gauche, la percussion donne de la submatité dans la fosse sus-épineuse. Rien dans la fosse sous-épineuse, ni en avant. De ce même côté, à l'auscultation, on entend dans la zone mate une respiration soufflante, dure, sèche, avec quelques râles sous-crépitants dis-crets.

A droite, la percussion donne une sonorité normale ; mais l'oreille entend un souffle qui est un souffle de propagation, car le maximum est bien à gauche.

Absolument rien dans les urines.

L'examen de la gorge ne donne rien. On s'arrête au diagnostic de pneumonie, en raison de la bonne santé au milieu de laquelle l'enfant a été saisi, et aussi en raison de la température très élevée. Enfin les signes pulmonaires en sont aussi une preuve.

26. — Brusque défervescence. La température de 40°2 tombe à 36°7, suivie de phénomènes critiques : épistaxis, diarrhée, sueurs abondantes.

La percussion donne un peu de matité dans la fosse sus-épineuse et sus-claviculaire. On entend aussi, comme la veille, une respiration un peu soufflante et quelques râles sous-crépitants.

27. — Le malade est toujours sans fièvre. La respiration n'est presque plus soufflante. Plus de râles.

28. — La respiration est normale. Le malade se trouve très bien.

OBSERVATION IV (personnelle).

François V..., 11 ans. Entré le 28 mars 1896.

Aucun antécédent héréditaire important à signaler. Son père est mort, paraît-il, d'une pleurésie. Sa mère jouit d'une bonne santé. Son passé pathologique n'offre rien à noter, excepté la rougeole qu'il a eue à l'âge de 5 ans.

*Le 29 mars.* — Cet enfant est d'assez forte constitution. Il est malade, paraît-il, depuis trois jours. Mais c'est hier seulement, 28 mars, qu'il a présenté un état inquiétant. Il a eu beaucoup de frissons, des vomissements abondants et répétés. La nuit s'est passée sans sommeil. Il a été même assez agité.

A l'heure actuelle, son visage est très animé, sa peau est brûlante. Il a une petite toux qui se produit par saccades, mais elle est très légère; elle est aussi rare. L'agitation du petit malade est à l'extrême. Constamment, il se débat sur son lit et essaye d'en sortir. Pas de raideur de la nuque. Pas de convulsions. La respiration est courte et accélérée, surtout abdominale, la partie supérieure du thorax se dilatant à peine. T. R. 39°8. Pouls : 124.

La percussion et l'auscultation ne donnent rien, ni du côté des poumons, ni du côté du cœur.

Urines normales.

30. — T. R. 39°6 le matin, 40°5 le soir. Pouls : 132. Mêmes symptômes qu'hier. L'agitation du petit malade est toujours aussi forte. Il y a quelques vomissements. La percussion et l'auscultation sont encore négatives.

31. — T. R. 39°7 le matin, 40°5 le soir. Pouls : 132. Mêmes symptômes généraux. La nuit a été très mauvaise. Le nombre des respirations est de 43.

La percussion donne à ce moment une zone de submatité très restreinte, grande comme une paume de main, située sur la ligne axillaire, à deux doigts environ en avant de la pointe de l'omoplate. Aucun souffle, ni aucun râle à l'auscultation.

Les urines s'élèvent à un demi-litre. Pas d'albumine.

1er avril. — T. R. 39°7 le matin, 40°3 le soir. Pouls : 126. Le nombre des respirations est de 40. La nuit a été aussi très agitée ; le petit malade poussait constamment des plaintes et aussi quelques cris. La toux n'est pas plus forte que le jour où nous l'avons vu pour la première fois.

A la percussion, on note toujours sur la ligne axillaire une matité, qui est un peu plus accentuée et qui couvre légèrement la fosse sous-épineuse. On n'entend à ce niveau aucun souffle, mais quelques petits râles très fins — froissement de papier brouillard — sont apparus.

Urines, 1/2 litre. Pas d'albumine.

2. — T. R. 39°2 le matin, 39°3 le soir. Le nombre des respirations est de 23. L'enfant a été moins agité. La percussion ne donne rien de plus que la veille ; mais l'auscultation fait entendre, en même temps que les petits râles qui existaient déjà, un léger souffle, qui termine l'expiration, une sorte d'apnée, de bruit de détente. Celui-ci siège au niveau de l'épine de l'omoplate, tout près de la colonne vertébrale.

Urines, 1/2 litre. Pas d'albumine.

3. — La défervescence a eu lieu. La température, de 39°3, est tombée à 37°4. Pas de phénomènes critiques. Le petit malade éprouve un véritable bien-être. La percussion donne une sonorité du thorax à peu près normale. On entend cependant encore, au niveau de l'épine de l'omoplate, un souffle plus étendu, et aussi plus doux avec quelques râles sous-crépitants.

Le chiffre des urines est un peu plus d'un litre.

4. — La défervescence continue. Le mieux s'accentue. La respiration est moins soufflante. Les râles sont moins abondants.

5. — La respiration est presque redevenue normale. On commence à percevoir le murmure vésiculaire.

12. — L'enfant est guéri.

## OBSERVATION V (personnelle).

Charles F..., 4 ans 1/2. Entré le 24 avril 1896. Aucun antécédent héréditaire à signaler. L'enfant n'a pas eu de maladies antérieures.

Il a été conduit dans nos salles, le 24 avril, pour une bronchite qu'il a, paraît-il, depuis 8 jours environ. On prend sa température avec beaucoup de soin à ce moment, et on trouve seulement, pendant 4 jours, une température qui flotte entre 37° et 37°8. Puis subitement, le 28 avril, arrive une brusque élévation du thermomètre. L'enfant a 40°.

On songe alors à une angine ou à une fièvre éruptive. On examine soigneusement le fond de la gorge où on ne trouve rien. Les yeux ne larmoient pas, le nez ne coule pas, il n'y a aucune éruption. Il est donc impossible d'affirmer toute fièvre éruptive. L'enfant a très peu de dyspnée.

Pas de vomissements. L'enfant n'est ni abattu, ni agité.

Pas d'albumine dans les urines.

29. — T. R. 40°1 le matin, 39°6 le soir. Pouls : 130. Une petite toux sèche, quinteuse, commence à apparaître. La gêne respiratoire est très peu marquée, cependant l'enfant respire surtout par le ventre. Il y a quelques rares convulsions dans les muscles de la face. Ce qui est le plus intéressant, c'est l'apparition d'une rougeur diffuse, uniforme, qui envahit tout le corps. Elle commence par la face, gagne ensuite le thorax et les membres supérieurs. Les membres inférieurs n'ont presque rien ; là, la rougeur est beaucoup plus atténuée. Cet exanthème est d'un rouge vif, sans papules, ni saillie. En face d'une telle éruption, on pense immédiatement à une scarlatine ; mais on ne trouve aucune rougeur dans le pharynx ou sur les amygdales. En outre la face fut prise la première ou en même temps que le reste du corps. Puis cette éruption n'a par elle-même aucun caractère étiologique.

La percussion et l'auscultation ne donnent rien, ni dans le poumon, ni au cœur.

30. — T. R. 40° le matin, 40°6 le soir. Mêmes symptômes que la veille. L'éruption est un peu atténuée. Elle est aussi étendue, mais d'un rouge moins vif. On trouve une légère matité dans la fosse sus-épineuse droite et gauche. Rien à l'auscultation.

1ᵉʳ *mai*. — T. R. 40° le matin, 39°8 le soir. La gêne respiratoire n'a pas augmenté. L'éruption est totalement disparue. On ne trouve plus aucune trace de rougeur. Pas de desquamation, même furfuracée.

A l'auscultation, on entend un souffle léger à la partie centrale du poumon gauche. Rien à droite, où la matité a disparu.

2. — T. R. 38°8 le matin, 39°8 le soir. Peu ou même pas de dyspnée. Etat général peu affaibli. L'enfant, agité hier, est abattu aujourd'hui

A l'auscultation, on entend toujours un souffle au centre du poumon gauche, mais plus fort que la veille. Aucuns râles.

3. — T. R. 39°8 le matin, 40°5 le soir. A la pointe de l'omoplate, on entend un souffle qui s'étend en haut et en bas, mais qui ne re-

monte pas toutefois jusqu'au sommet. Il se prolonge dans l'aisselle. Quelques râles autour. La dyspnée est un peu plus forte. Urines normales.

4. — T. R. 39°8 le matin, 40°6 le soir. Aucun changement dans les données stéthoscopiques.

5. — Brusque défervescence. La température tombe à 36°8. La percussion ne donne aucune matité. L'auscultation fait entendre une respiration un peu soufflante et quelques râles humides.

6. — Le malade est toujours sans fièvre. Il se sent beaucoup mieux. On entend toujours une respiration un peu soufflante, mais peu de râles.

10. — Le poumon est normal. Le mieux continue.

18. — Le malade sort guéri.

### OBSERVATION VI (personnelle).

Edouard L..., 5 ans. Entré le 31 mai 1896.

D'après les données fournies par la mère, il s'est à peu près toujours bien porté. Deux seules maladies à signaler dans son passé, la rougeole à l'âge de 2 ans, la scarlatine à 3 ans.

Le 28 mai, cet enfant se plaignit subitement de la tête et du ventre. Depuis cette époque jusqu'à hier, date de son entrée, il a eu des nuits très agitées, quelques convulsions. Toute lumière l'impressionnait, paraît-il, très désagréablement ; aussi était-on obligé de le tenir le plus possible dans l'obscurité.

*Le 1er juin.* — *État actuel.* — Le malade est un petit garçon d'assez forte constitution. La peau est très chaude, les yeux brillants, le visage allumé. La pommette droite est fortement colorée. Les réflexes sont conservés. Les pupilles réagissent très bien à la lumière. Nous ne constatons pas que celle-ci impressionne désagréablement notre petit malade. Quelques rares boutons apparaissent sur la lèvre supérieure. Le ventre est ballonné. On note aussi quelques convulsions, mais excessivement légères et localisées au membre supérieur droit. Pas de raideur de la nuque. Il y a une accélération très marquée des mouvements respiratoires avec battement des ailes du nez. L'enfant respire surtout du ventre et semble dilater un peu moins son thorax du côté droit.

T. R. 40°1. Pouls bat à 130.

La percussion et l'auscultation ne dénotent rien, ni du côté des poumons, ni du côté du cœur.

Un peu d'albumine dans les urines.

2. — T. R. 39°8. Pouls bat à 128. Mêmes symptômes généraux qu'hier. Le ventre est toujours ballonné. Constipation assez forte. La dyspnée est toujours aussi prononcée.

La percussion donne une matité complète dans toute la fosse sus-épineuse droite, matité qui envahit un peu la fosse sous-épineuse. Rien en avant dans la fosse sus-claviculaire ou sous-claviculaire.

L'auscultation fait entendre dans toute cette zone un souffle à tonalité douce, qui se transmet à gauche, mais dont le maximum est bien à droite.

Un peu d'albumine dans les urines.

3 *juin*. — La défervescence a eu lieu, accompagnée de quelques phénomènes critiques : diarrhée, épistaxis abondante. T. R. 37°. L'enfant respire beaucoup mieux, mais il est très abattu. On entend toujours une respiration soufflante, mais le souffle est moins fort, quelques râles humides sont venus s'y ajouter.

4. — Le malade est toujours sans fièvre. Il est moins abattu. On entend toujours une respiration soufflante. Les quelques râles ont disparu. La percussion dénote une légère submatité.

7. — Les poumons sont normaux. Le malade se trouve très bien.

10. — L'enfant quitte nos salles.

Observation VII (personnelle).

Henri L..., 6 ans. Entré le 2 juin 1896. Aucun antécédent pathologique héréditaire ou personnel.

Depuis 8 jours environ, cet enfant était enroué. Il toussait un peu. Le dimanche, 31 mai, ce malaise prit des allures inquiétantes. Ce petit garçon eut tout à coup beaucoup de frissons. Le soir, il se plaignit d'un violent mal de tête et d'une douleur assez forte dans le côté droit. Il vomit aussi un dîner qu'il terminait. Il avait beaucoup de fièvre. La nuit se passa sans sommeil. L'enfant fut en proie à des rêvasseries continuelles. Le lendemain lundi, les vomissements se montrèrent de nouveau. Il fut aussi administré un léger purgatif. La fièvre fut aussi forte.

Tels sont les renseignements fournis par la mère hier, 2 juin, date de son entrée dans le service. T. R. 39°.

3 *juin*. — T. R. 39°8 le matin, 40°2 le soir. Le pouls bat à 126. La peau est brûlante. Les réflexes sont conservés ; les pupilles réagissent à la lumière. La pommette droite est légèrement colorée. On note un peu de raideur de la nuque. L'enfant a aussi beaucoup de délire. La respiration est très accélérée et courte. Les ailes du nez battent vite. Le côté droit du thorax respire un peu moins que l'autre, l'enfant accuse aussi une douleur de ce même côté, douleur qu'il localise dans le ventre.

La percussion donne une submatité dans toute l'étendue du poumon droit. Celle-ci est un peu plus accentuée dans la fosse sus-épineuse.

L'auscultation ne révèle rien d'anormal du côté du poumon droit ; seul le gauche fournit à l'oreille quelques râles de congestion qui siègent à la base et en arrière.

Les urines sont chargées : elles ne renferment pas d'albumine.

4. — T. R. 39°7 le matin, 40°1 le soir. Pouls bat à 132. Mêmes symptômes généraux que la veille. L'enfant accuse toujours son point de côté abdominal. Une toux, un peu quinteuse, mais très légère se montre, le ventre est un peu ballonné et ne présente aucunes taches.

Le rythme respiratoire n'est pas changé. Le nombre de respirations s'élève à 42. La percussion donne une matité assez prononcée dans la fosse sus-épineuse droite et dans la fosse sous-épineuse. Les fosses sus-claviculaires et sous-claviculaires du même côté sont aussi un peu moins sonores.

L'auscultation fait entendre, dans la fosse sus-épineuse droite seulement, un souffle excessivement léger qui apparaît à la fin de l'expiration. C'est bien une respiration euphonique. Ce souffle ne se transmet ni à gauche ni en avant.

Les quelques râles qui existaient à la base du poumon gauche ont disparu.

5. — T. R. 39°1 le matin, 40° le soir. Pouls : 128. Aucun changement notable, sinon l'apparition de quelques râles très fins, qui ressemblent à un froissement de papier-brouillard, et qui se montrent avec le souffle dans la fosse sus-épineuse droite.

6. — T. R. 38°6 le matin, 39°8 le soir. Pouls : 128. Aucun changement. Le souffle cependant est peut-être un peu plus fort et s'entend aussi à l'inspiration.

7. — La température s'abaisse tout à coup et tombe à 37°2. L'enfant se trouve beaucoup mieux et n'est pas trop abattu. On entend encore quelques râles, plus gros et plus humides qu'avant. La respiration est toujours un peu soufflante.

8. — La défervescence continue. Le souffle a aussi beaucoup diminué.

12. — L'enfant est tout à fait guéri.

OBSERVATION VIII (personnelle).

Lucien L..., 6 ans. Entré le 11 juin 1896.

Aucun antécédent héréditaire ou personnel.

Le mercredi, 10 *juin*, l'enfant, jusque-là bien portant, a été pris subitement d'un point de côté, et d'épistaxis. Le soir, il avait un violent mal de tête ; il a vomi deux ou trois fois. Depuis deux ou trois jours, l'enfant était constipé.

Le 12 *juin*. — T. R. 39°8. Pouls : 124. Le petit malade est très abattu, le regard vague, le visage sans expression. La peau est très chaude. La pommette droite un peu colorée. Les réflexes sont conservés. Les pupilles réagissent à la lumière. La langue est saburrale. Le ventre est un peu douloureux, ballonné. On constate un peu de gargouillement dans la fosse iliaque droite. On note aussi une petite toux, mais très légère. L'enfant se plaint aussi d'une douleur qui siégerait dans l'hypochondre gauche. La respiration est courte, accélérée, haletante.

A gauche, on trouve un peu de matité dans la fosse sous-épineuse, s'exagérant vers la base.

A droite, on trouve quelques râles de congestion.

Rien au cœur. Les urines sont rares et albumineuses.

13. — T. R. 39°9. Pouls : 124. Le petit malade est toujours très abattu. La dyspnée est toujours aussi forte.

A gauche, à la percussion, on trouve une matité égale à celle de la veille. On entend aussi dans la fosse sous-épineuse un souffle et un peu au-dessus quelques râles crépitants fins. Ce souffle est fort, tubaire ; plus bas, il devient plus voilé, manifestement pleurétique. La respiration ne s'entend pas. On trouve aussi de l'œgophonie.

A droite, on rencontre encore quelques râles de congestion, comme la veille.

Urines, 1/2 litre, albumineuses.

14. — T. R. 40°1. Pouls : 120. Même symptomatologie. Le petit malade est de plus en plus abattu. Le gargouillement de la fosse iliaque droite est à peine notable. La toux a un peu augmenté.

Quelques boutons d'herpès apparaissent au menton et à la commissure gauche.

A gauche, on entend toujours un souffle tubaire au lobe moyen et en arrière, mais il est moins fort. Il est entouré aussi de quelques râles sous-crépitants. Plus bas, le souffle est plus doux et se produit seulement à la fin de l'expiration.

Urines, 1/2 litre, un peu albumineuses.

15. — T. R. 39°8. Pouls : 120. Aucun changement dans les symptômes généraux.

A gauche, la matité persiste, ainsi que le souffle doux au centre du poumon. Le souffle tubaire a disparu.

16. — T. R. 39°7. Pouls : 116. Le malade paraît un peu moins abattu.

Pas de changement notable dans les symptômes généraux et pulmonaires.

17. — Défervescence brusque. La température tombe à 37°5.

A gauche, la percussion donne un peu de submatité à la base et au sommet du poumon.

La respiration est aussi un peu soufflante à la base.

18. — L'enfant va beaucoup mieux. On entend encore quelques râles de bronchite dans toute l'étendue du poumon gauche.

23. — Le malade sort complètement guéri.

### OBSERVATION IX (personnelle).

Paul B..., 8 ans. Nourri au sein.

Aucun antécédent héréditaire à signaler. Pas de maladies antérieures, à part la rougeole qu'il a eue à 2 ans.

*Le 11 octobre.* — Subitement l'enfant, jusque là bien portant, éprouve des frissons. Le soir, il ne mange pas, il a mal à la tête, des vomissements alimentaires et une légère toux. Nuit un peu agitée.

12. — Il entre dans le service. Le petit malade est solidement bâti. Sa peau est brûlante, son regard vague, son visage vultueux. Pas d'œdème, quelques boutons d'herpès aux commissures et au menton. La toux est très légère ; c'est une sorte d'expiration plaintive, qui se produit toutes les minutes environ et qui forme des espèces de quintes d'un quart d'heure de durée à peu près. Ces quintes reviennent toutes les heures environ. La respiration est accélérée et courte, surtout abdominale. Le côté droit se dilate moins que le gauche. L'enfant accuse aussi un point de côté dans le flanc droit. Une pression à cet endroit lui arrache un cri. Il souffre aussi et même plus sous le sein, car une pression à ce niveau le fait pleurer.

T. R. 40°. Pouls bat à 120.

La percussion donne une submatité à la partie moyenne et postérieure du poumon droit.

L'auscultation ne fait entendre aucun bruit anormal. A peine si on note une légère diminution du murmure vésiculaire.

Un peu d'albumine dans les urines.

13. — T. R. 40°2. Pouls bat à 120. Aucuns changements à signaler. Le malade est abattu.

14. — T. R. 40°1. Pouls : 118. Mêmes symptômes généraux. La percussion donne toujours une matité à la partie moyenne et postérieure du poumon droit. La percussion fait constater à ce niveau une disparition absolue du murmure vésiculaire, et on entend seulement

le dernier temps de l'expiration, qui se traduit par un souffle doux, bref, sorte de bruit de détente.

15. — T. R. 39°8. Pouls : 116. Mêmes symptômes généraux. La matité n'a pas augmenté. Le souffle n'est pas plus marqué que la veille ; et autour de celui-ci apparaissent quelques légers râles, si fins qu'on dirait un simple froissement de papier brouillard.

16.— T. R. 30°. Pouls : 116. Mêmes symptômes généraux. Toutefois le malade éprouve peut-être un peu moins de gêne pour respirer.

La percussion ne donne rien de plus que la veille.

L'auscultation ne découvre plus les petits râles fins ; par contre, le souffle a un peu augmenté. Son maximum est toujours en arrière, vers l'angle interne de l'épine de l'omoplate. Ce souffle ne se propage pas dans l'aisselle. On note aussi un peu d'œgophonie, de pectoriloquie aphone et une légère diminution des vibrations thoraciques, qui pourraient faire supposer un commencement de pleurésie ; mais une ponction exploratrice, pratiquée sur le champ, lève tous les doutes.

Rien dans les urines.

17.— Défervescence brusque. La température tombe à 36°5. Pouls : 102. L'enfant est dans une sorte de collapsus. Beaucoup de diarrhée, sueurs profuses.

La percussion donne une sonorité normale. L'auscultation fait entendre quelques râles muqueux. L'œgophonie et la pectoriloquie ont disparu.

Rien dans les urines.

18. — L'enfant va beaucoup mieux. Il n'est plus abattu. La défervescence continue. La respiration est bonne, et encore un peu soufflante.

26. — L'enfant sort guéri.

# INDEX BIBLIOGRAPHIQUE


**Arnaud et Lop**. — *Revue des maladies de l'enfance*, avril 1893.

**Aymard**. — Thèse de Paris, 1891.

**Barthez et Sanné**. — *Traité clinique et pratique des maladies des enfants*, 1884.

**Boulloche**. — *Revue des maladies de l'enfance*, octobre 1893.

**Cadet de Gassicourt**. — *Leçons cliniques*, t. I, 1887, p. 104.

**Charrin**. — *Société de biologie*, mai 1892.

**Comby**. — *Traité des maladies de l'enfance, de Grancher*, t. I, 1896.

**Corriveaud**. — Congestion pulmonaire à forme cérébrale chez un enfant de 5 ans. *Gaz. méd. de Paris*, 1894.

**Delaporte**. — Thèse de Paris, 1880.

**D'Espine et Picot**. — *Maladies de l'enfance*, 1894.

**Fédérici**. — *Archives italiennes de cliniq. méd.*, octobre 1893.

**Hayem**. — *Revue des sciences médicales*, 1894.

**Kissel**. — *Vratch*, 1892, n° 51.

**Hutinel et Claisse**. — *Arch. de méd. expér. et d'anat. pathol.*, 1891.

**G. Sée**. — *Maladies spécifiques du poumon*, 1885.

**J. Simon**. — *Conférences cliniques et thérapeutiques*, t. II, p. 261.



Imp. G. St-Aubin et Thevenot. — J. Thevenot, successeur, Saint-Dizier (Haute-Marne).